DIETA CHETOGENICA

LE RICETTE DI CARNE PIÙ SUCCULENTE
PER DIMAGRIRE VELOCEMENTE E ESSERE PIU' ENERGICI

JOE CLAY

Sommario

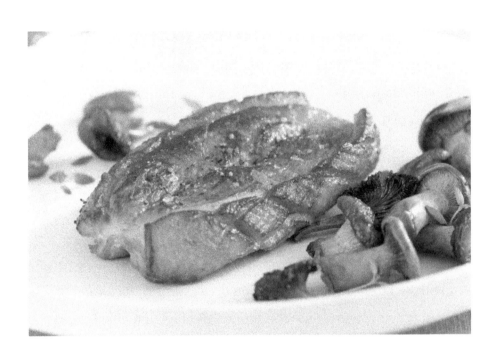

Introduzione

Vuoi dare una svolta alla tua vita? Vuoi diventare una persona più sana che può godere di una vita nuova e migliore? Allora sei decisamente nel posto giusto. Stai per scoprire una dieta meravigliosa e molto sana che ha cambiato milioni di vite. Stiamo parlando della dieta chetogenica, uno stile di vita che ti ipnotizzerà e che ti renderà una nuova persona in pochissimo tempo.

Quindi, sediamoci, rilassiamoci e scopriamo di più sulla dieta chetogenica.

Una dieta cheto è a basso contenuto di carboidrati. Questa è la prima e una delle cose più importanti che dovresti ora. Durante una tale dieta, il tuo corpo produce chetoni nel tuo fegato e questi vengono usati come energia.

Il tuo corpo produrrà meno insulina e glucosio e verrà indotto uno stato di chetosi.

La chetosi è un processo naturale che si manifesta quando la nostra assunzione di cibo è inferiore al normale. Il corpo si adatterà presto a questo stato e quindi potrai dimagrire in pochissimo tempo ma diventerai anche più sano e miglioreranno le tue prestazioni fisiche e mentali.

I tuoi livelli di zucchero nel sangue miglioreranno e non sarai predisposto al diabete.

Inoltre, l'epilessia e le malattie cardiache possono essere prevenute se si segue una dieta chetogenica.

Il tuo colesterolo migliorerà e ti sentirai benissimo in pochissimo tempo.

Una dieta chetogenica è semplice e facile da seguire a patto di seguire alcune semplici regole. Non è necessario apportare modifiche enormi, ma ci sono alcune cose che dovresti sapere.

Quindi, ecco qui!

Se stai seguendo una dieta chetogenica non puoi mangiare:

- Grani come mais, cereali, riso, ecc
- Frutta come le banane
- zucchero
- Fagioli secchi
- Miele
- Patate
- Yams

Se segui una dieta chetogenica puoi mangiare:

- Verdure come spinaci, fagiolini, cavoli, bok choy, ecc
- Carne come pollame, pesce, maiale, agnello, manzo, ecc
- Uova
- Verdure fuori terra come cavolfiori o broccoli, cavoli napa o cavoli normali
- Noci e semi
- Formaggio
- Ghee o burro
- Avocado e tutti i tipi di bacche
- Dolcificanti come eritritolo, splenda, stevia e altri che contengono solo pochi carboidrati
- Olio di cocco
- Olio di avocado
- Olio d'oliva

L'elenco degli alimenti che puoi mangiare durante una dieta cheto è permissivo e ricco come puoi vedere tu stesso.

Quindi, pensiamo che dovrebbe essere abbastanza facile per te iniziare una dieta del genere.

Se hai già fatto questa scelta, allora è ora di controllare la nostra straordinaria raccolta di ricette cheto.

Scoprirai 50 delle migliori ricette di pollame chetogenico al mondo e presto sarai in grado di realizzare ognuna di queste ricette.

Ora iniziamo il nostro magico viaggio culinario!

Stile di vita chetogenico... arriviamo!

Pollame

Insalata Di Petto D'anatra

È una gustosa insalata con una deliziosa vinaigrette!

Tempo di preparazione: 10 minuti

Tempo di cottura: 15 minuti

Porzioni: 4

Ingredienti:

- 1 cucchiaio da tavola
- 1 scalogno, tritato
- ¼ di tazza di aceto rosso
- ¼ di tazza di olio d'oliva
- ¼ di tazza d'acqua
- ¾ tazza di lamponi
- 1 cucchiaio di senape di Digione
- Sale e pepe nero qb

Per l'insalata:

- 10 once di spinaci baby
- 2 petti d'anatra medi, disossati
- 4 once di formaggio di capra, sbriciolato
- Sale e pepe nero qb
- ½ pinta di lamponi
- ½ tazza di noci pecan a metà

Indicazioni:

1. Nel tuo frullatore, mescola swerve con scalogno, aceto, acqua, olio, ¾ tazza di lamponi, senape, sale e pepe e mescola molto bene.

2. Filtrare questo, metterlo in una ciotola e lasciare da parte.

3. Incidere il petto d'anatra, condire con sale e pepe e mettere la pelle rivolta verso il basso in una padella riscaldata a fuoco medio alto.

4. Cuocere per 8 minuti, girare e cuocere per altri 5 minuti.

5. Dividere gli spinaci nei piatti, cospargere di formaggio di capra, metà delle noci pecan e mezzo litro di lamponi.

6. Affettare il petto d'anatra e aggiungerlo sopra i lamponi.

7. Condire con la vinaigrette ai lamponi e servire.

Godere!

Nutrizione: calorie 455, grassi 40, fibre 4, carboidrati 6, proteine 18

Torta di tacchino

È un ottimo modo per concludere la giornata!

Tempo di preparazione: 10 minuti

Tempo di cottura: 40 minuti

Porzioni: 6

Ingredienti:

- 2 tazze di brodo di tacchino
- 1 tazza di carne di tacchino, cotta e sminuzzata
- Sale e pepe nero qb
- 1 cucchiaino di timo, tritato
- ½ tazza di cavolo nero, tritato
- ½ tazza di zucca butternut, sbucciata e tritata
- ½ tazza di formaggio cheddar, sminuzzato
- ¼ di cucchiaino di paprika
- ¼ di cucchiaino di aglio in polvere
- ¼ di cucchiaino di gomma xantana
- Spray da cucina

Per l'impasto:

- ¼ di tazza di burro chiarificato
- ¼ di cucchiaino di gomma xantana
- 2 tazze di farina di mandorle
- Un pizzico di sale
- 1 uovo
- ¼ di tazza di formaggio cheddar

Indicazioni:

1. Riscalda una pentola con il brodo a fuoco medio.
2. Aggiungere la zucca e la carne di tacchino, mescolare e cuocere per 10 minuti.
3. Aggiungere l'aglio in polvere, il cavolo nero, il timo, la paprika, il sale, il pepe e ½ tazza di formaggio cheddar e mescolare bene.
4. In una ciotola, mescolare ¼ di cucchiaino di gomma xantana con ½ tazza di brodo dalla pentola, mescolare bene e aggiungere il tutto nella pentola.
5. Togliete dal fuoco e lasciate da parte per ora.
6. In una ciotola, mescolare la farina con ¼ di cucchiaino di gomma xantana e un pizzico di sale e mescolare.
7. Aggiungere il burro chiarificato, l'uovo e ¼ di tazza di formaggio cheddar e mescolare il tutto fino ad ottenere la pasta con la crosta.
8. Formate una palla e tenetela in frigo per ora.
9. Spruzzare una teglia con spray da cucina e spalmare il ripieno per torta sul fondo.
10. Trasferire l'impasto su una superficie di lavoro, arrotolare in un cerchio e riempire con questo.
11. Premere bene e sigillare i bordi, introdurre in forno a 350 gradi F e infornare per 35 minuti.
12. Lasciate raffreddare un po 'la torta e servite.

Nutrizione: calorie 320, grassi 23, fibre 8, carboidrati 6, proteine 16

Zuppa di tacchino

È una zuppa molto confortante e ricca!

Tempo di preparazione: 10 minuti

Tempo di cottura: 30 minuti

Porzioni: 4

Ingredienti:

- 3 gambi di sedano, tritati
- 1 cipolla gialla, tritata
- 1 cucchiaio di burro chiarificato
- 6 tazze di brodo di tacchino
- Sale e pepe nero qb
- ¼ di tazza di prezzemolo tritato
- 3 tazze di spaghetti di zucca al forno, tritati
- 3 tazze di tacchino, cotto e sminuzzato

Indicazioni:

1. Riscaldare una pentola con il burro chiarificato a fuoco medio alto, aggiungere il sedano e la cipolla, mescolare e cuocere per 5 minuti.
2. Aggiungere il prezzemolo, il brodo, la carne di tacchino, sale e pepe, mescolare e cuocere per 20 minuti.
3. Aggiungere gli spaghetti alla zucca, mescolare e cuocere la zuppa di tacchino per altri 10 minuti.
4. Dividete in ciotole e servite.

Godere!

Nutrizione: calorie 150, grassi 4, fibre 1, carboidrati 3, proteine 10

Delizia di tacchino al forno

Provalo presto! Lo farai anche una seconda volta!

Tempo di preparazione: 10 minuti

Tempo di cottura: 45 minuti

Porzioni: 8

Ingredienti:

- 4 tazze di zucchine, tagliate con uno spiralizer
- 1 uovo, sbattuto
- 3 tazze di cavolo, tritato
- 3 tazze di carne di tacchino, cotta e sminuzzata
- ½ tazza di brodo di tacchino
- ½ tazza di crema di formaggio
- 1 cucchiaino di condimento per pollame
- 2 tazze di formaggio cheddar, grattugiato
- ½ tazza di parmigiano grattugiato
- Sale e pepe nero qb
- ¼ di cucchiaino di aglio in polvere

Indicazioni:

1. Riscaldare una padella con il brodo a fuoco medio-basso.

2. Aggiungere l'uovo, la panna, il parmigiano, il formaggio cheddar, il sale, il pepe, il condimento per pollame e l'aglio in polvere, mescolare e portare a fuoco lento.

3. Aggiungere la carne di tacchino e il cavolo cappuccio, mescolare e togliere dal fuoco.

4. Mettere le tagliatelle di zucchine in una teglia, aggiustare di sale e pepe, versare il composto di tacchino e spalmare.

5. Coprite con carta stagnola, mettete in forno a 400 ° F e infornate per 35 minuti.

6. Lasciar raffreddare un po 'prima di servire.

Godere!

Nutrizione: calorie 240, grassi 15, fibre 1, carboidrati 3, proteine 25

Delicious Turchia Chili

Questo fantastico piatto cheto è perfetto per una giornata fredda e piovosa!

Tempo di preparazione: 10 minuti

Tempo di cottura: 20 minuti

Porzioni: 8

Ingredienti:

- 4 tazze di carne di tacchino, cotta e sminuzzata
- 2 tazze di zucca, tritata
- 6 tazze di brodo di pollo
- Sale e pepe nero qb
- 1 cucchiaio di peperoni chipotle in scatola, tritati
- ½ cucchiaino di aglio in polvere
- ½ tazza di salsa verde
- 1 cucchiaino di coriandolo, macinato
- 2 cucchiaini di cumino, macinato
- ¼ di tazza di panna acida
- 1 cucchiaio di coriandolo tritato

Indicazioni:

1. Riscaldare una padella con il brodo a fuoco medio.

2. Aggiungere la zucca, mescolare e cuocere per 10 minuti.

3. Aggiungere il tacchino, i chipotles, l'aglio in polvere, la salsa verde, il cumino, il coriandolo, il sale e il pepe, mescolare e cuocere per 10 minuti.

4. Aggiungere la panna acida, mescolare, togliere dal fuoco e dividere in ciotole.

5. Completare con un po 'di coriandolo tritato e servire.

Godere!

Nutrizione: calorie 154, grassi 5, fibre 3, carboidrati 2, proteine 27

Tacchino E Pomodoro Al Curry

Lo farai in un attimo!

Tempo di preparazione: 10 minuti

Tempo di cottura: 20 minuti

Porzioni: 4

Ingredienti:

- 18 once di carne di tacchino, tritata
- 3 once di spinaci
- 20 once di pomodori in scatola, tritati
- 2 cucchiai di olio di cocco
- 2 cucchiai di crema di cocco
- 2 spicchi d'aglio, tritati
- 2 cipolle gialle, affettate
- 1 cucchiaio di coriandolo, macinato
- 2 cucchiai di zenzero, grattugiato
- 1 cucchiaio di curcuma
- 1 cucchiaio di cumino, macinato
- Sale e pepe nero qb
- 2 cucchiai di peperoncino in polvere

Indicazioni:

1. Riscaldare una padella con l'olio di cocco a fuoco medio, aggiungere la cipolla, mescolare e cuocere per 5 minuti.
2. Aggiungere lo zenzero e l'aglio, mescolare e cuocere per 1 minuto.
3. Aggiungere i pomodori, il sale, il pepe, il coriandolo, il cumino, la curcuma e il peperoncino in polvere e mescolare.
4. Aggiungere la crema di cocco, mescolare e cuocere per 10 minuti.
5. Frullare con un frullatore ad immersione e mescolare con spinaci e carne di tacchino.
6. Portare a ebollizione, cuocere per altri 15 minuti e servire.

Godere!

Nutrizione: calorie 240, grassi 4, fibre 3, carboidrati 2, proteine 12

Insalata Di Mirtilli E Tacchino

È salutare, è fresco e molto delizioso! che cosa stai aspettando ancora?

Tempo di preparazione: 10 minuti

Tempo di cottura: 0 minuti

Porzioni: 4

Ingredienti:

- 4 tazze di foglie di lattuga romana, strappate
- 2 tazze di petto di tacchino, cotto e tagliato a cubetti
- 1 arancia, sbucciata e tagliata a spicchi
- 1 mela rossa, privata del torsolo e tritata
- 3 cucchiai di noci, tritate
- 3 kiwi, pelati e affettati
- ¼ di tazza di mirtilli rossi
- 1 tazza di salsa di mirtilli rossi
- 1 tazza di succo d'arancia

Indicazioni:

1. In un'insalatiera, mescolare la lattuga con il tacchino, gli spicchi d'arancia, i pezzi di mela, i mirtilli e le noci e mescolare per ricoprire.

2. In un'altra ciotola, mescolare la salsa di mirtilli e il succo d'arancia e mescolare.

3. Condire questo con l'insalata di tacchino, mescolare per ricoprire e servire con i kiwi sopra.

Godere!

Nutrizione: calorie 120, grassi 2, fibre 1, carboidrati 3, proteine 7

Petto Di Pollo Ripieno

Sembra davvero fantastico, non è vero?

Tempo di preparazione: 10 minuti

Tempo di cottura: 15 minuti

Porzioni: 3

Ingredienti:

- 8 once di spinaci, cotti e tritati
- 3 petti di pollo
- Sale e pepe nero qb
- 4 once di crema di formaggio, morbido
- 3 once di formaggio feta, sbriciolato
- 1 spicchio d'aglio tritato
- 1 cucchiaio di olio di cocco

Indicazioni:

1. In una ciotola, mescolare la feta con la crema di formaggio, gli spinaci, il sale, il pepe e l'aglio e mescolare bene.

2. Adagiare i petti di pollo su un piano di lavoro, tagliare una tasca in ciascuno, farcirli con il mix di spinaci e condirli con sale e pepe a piacere.

3. Scaldare una padella con l'olio a fuoco medio alto, aggiungere il pollo ripieno, cuocere per 5 minuti per lato e poi introdurre il tutto in forno a 450 gradi F.

4. Infornare per 10 minuti, dividere tra i piatti e servire.

Godere!

Nutrizione: calorie 290, grassi 12, fibre 2, carboidrati 4, proteine 24

Salsa Di Pollo E Senape

Questa è una magnifica combinazione di ingredienti!

Tempo di preparazione: 10 minuti

Tempo di cottura: 30 minuti

Porzioni: 3

Ingredienti:

- 8 strisce di pancetta, tritate
- 1/3 di tazza di senape di Digione
- Sale e pepe nero qb
- 1 tazza di cipolla gialla, tritata
- 1 cucchiaio di olio d'oliva
- 1 tazza e ½ di brodo di pollo
- 3 petti di pollo, senza pelle e disossati
- ¼ di cucchiaino di paprika dolce

Indicazioni:

1. In una ciotola, mescolare la paprika con la senape, sale e pepe e mescolare bene.
2. Spalmalo sui petti di pollo e massaggia.
3. Riscaldare una padella a fuoco medio alto, aggiungere la pancetta, mescolare, cuocere fino a quando non diventa marrone e trasferire su un piatto.
4. Riscaldare la stessa padella con l'olio a fuoco medio-alto, aggiungere i petti di pollo, cuocere per 2 minuti per lato e trasferire anche su un piatto.
5. Riscaldare la padella ancora una volta a fuoco medio-alto, aggiungere il brodo, mescolare e portare a ebollizione.
6. Aggiungere la pancetta e le cipolle, sale e pepe e mescolare.
7. Rimettere anche il pollo nella padella, mescolare delicatamente e cuocere a fuoco medio per 20 minuti, girando la carne a metà.
8. Dividete il pollo nei piatti, versateci sopra la salsa e servite.

Godere!

Nutrizione: calorie 223, grassi 8, fibre 1, carboidrati 3, proteine 26

Deliziosa Salsa Di Pollo

Non esitare! Prova questo fantastico piatto cheto oggi!

Tempo di preparazione: 10 minuti

Tempo di cottura: 1 ora e 15 minuti

Porzioni: 6

Ingredienti:

- 6 petti di pollo, senza pelle e disossati
- 2 tazze di salsa in vaso
- Sale e pepe nero qb
- 1 tazza di formaggio cheddar, sminuzzato
- Spray da cucina vegetale

Indicazioni:

1. Spruzzare una teglia con olio da cucina, adagiarvi sopra i petti di pollo, condire con sale e pepe e versare la salsa dappertutto.
2. Introdurre in forno a 425 gradi F e infornare per 1 ora.
3. Spalmare il formaggio e cuocere per altri 15 minuti.
4. Dividete tra i piatti e servite.

Godere!

Nutrizione: calorie 120, grassi 2, fibre 2, carboidrati 6, proteine 10

Delizioso Pollo Italiano

Dovresti considerare di provare questo piatto keto italiano il prima possibile!

Tempo di preparazione: 10 minuti

Tempo di cottura: 1 ora

Porzioni: 6

Ingredienti:

- 8 once di funghi, tritati
- 1 libbra di salsiccia italiana, tritata
- 2 cucchiai di olio di avocado
- 6 peperoni ciliegia, tritati
- 1 peperone rosso, tritato
- 1 cipolla rossa, affettata
- 2 cucchiai di aglio, tritato
- 2 tazze di pomodorini, tagliati a metà
- 4 cosce di pollo
- Sale e pepe nero qb
- ½ tazza di brodo di pollo
- 1 cucchiaio di aceto balsamico
- 2 cucchiaini di origano essiccato
- Un po 'di prezzemolo tritato per servire

Indicazioni:

1. Scaldare una padella con metà dell'olio a fuoco medio, aggiungere le salsicce, mescolare, far rosolare per qualche minuto e trasferire su un piatto.

2. Riscaldare di nuovo la padella con il resto dell'olio a fuoco medio, aggiungere le cosce di pollo, aggiustare di sale e pepe, cuocere 3 minuti per lato e trasferire su un piatto.

3. Riscaldare nuovamente la padella a fuoco medio, aggiungere i peperoni, i funghi, la cipolla e il peperone, mescolare e cuocere per 4 minuti.

4. Aggiungere l'aglio, mescolare e cuocere per 2 minuti.

5. Aggiungere brodo, aceto, sale, pepe, origano e pomodorini e mescolare.

6. Aggiungere i pezzi di pollo e quelli di salsiccia, mescolare delicatamente, trasferire il tutto in forno a 400 gradi e infornare per 30 minuti.

7. Cospargere di prezzemolo, dividere tra i piatti e servire.

Godere!

Nutrizione: calorie 340, grassi 33, fibre 3, carboidrati 4, proteine 20

Pollo in casseruola

Questo potrebbe essere il tuo pranzo oggi!

Tempo di preparazione: 10 minuti

Tempo di cottura: 40 minuti

Porzioni: 8

Ingredienti:

- 1 kg e mezzo di petto di pollo, senza pelle, disossato e tagliato a cubetti
- Sale e pepe nero qb
- 1 uovo
- 1 tazza di farina di mandorle
- ¼ di tazza di parmigiano, grattugiato
- ½ cucchiaino di aglio in polvere
- 1 cucchiaino e mezzo di prezzemolo essiccato
- ½ cucchiaino di basilico essiccato
- 4 cucchiai di olio di avocado
- 4 tazze di spaghetti di zucca, già cotti
- 6 once di mozzarella, sminuzzata
- 1 tazza e ½ di salsa keto marinara
- Basilico fresco, tritato per servire

Indicazioni:

1. In una ciotola, mescolare la farina di mandorle con il parm, sale, pepe, aglio in polvere e 1 cucchiaino di prezzemolo e mescolare.

2. In un'altra ciotola sbatti l'uovo con un pizzico di sale e pepe.

3. Immergere il pollo nell'uovo e poi nel mix di farina di mandorle.

4. Riscaldare una padella con 3 cucchiai di olio a fuoco medio alto, aggiungere il pollo, cuocere fino a quando non saranno dorati su entrambi i lati e trasferire su carta assorbente.

5. In una ciotola mescolate gli spaghetti di zucca con sale, pepe, basilico essiccato, 1 cucchiaio di olio e il resto del prezzemolo e mescolate.

6. Stenderlo in una pirofila, aggiungere i pezzi di pollo e poi la salsa marinara.

7. Coprire con la mozzarella grattugiata, introdurre in forno a 375 ° F e infornare per 30 minuti.

8. Alla fine cospargere di basilico fresco, lasciare da parte la casseruola a raffreddare un po ', dividere tra i piatti e servire.

Godere!

Nutrizione: calorie 300, grassi 6, fibre 3, carboidrati 5, proteine 28

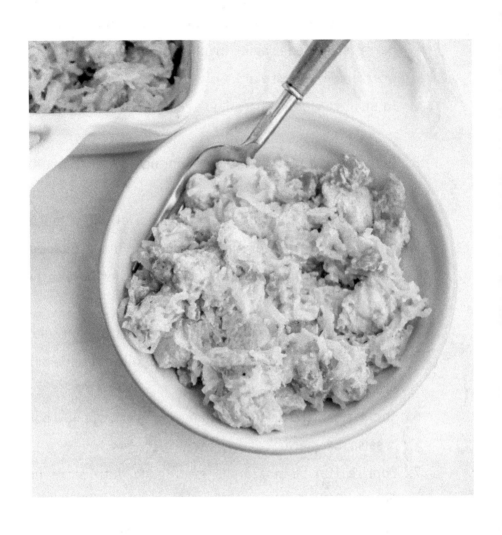

Peperoni Ripieni Di Pollo

Questi stupiranno davvero i tuoi ospiti!

Tempo di preparazione: 10 minuti

Tempo di cottura: 40 minuti

Porzioni: 3

Ingredienti:

- 2 tazze di cimette di cavolfiore
- Sale e pepe nero qb
- 1 cipolla gialla piccola, tritata
- 2 petti di pollo, senza pelle, disossati, cotti e sminuzzati
- 2 cucchiai di condimento per fajita
- 1 cucchiaio di burro chiarificato
- 6 peperoni, le cime tagliate e i semi rimossi
- 2/3 di tazza d'acqua

Indicazioni:

1. Metti le cimette di cavolfiore nel tuo robot da cucina, aggiungi un pizzico di sale e pepe, frulla bene e trasferisci in una ciotola.
2. Riscaldare una padella con il burro chiarificato a fuoco medio, aggiungere le cipolle, mescolare e cuocere per 2 minuti.
3. Aggiungere il cavolfiore, mescolare e cuocere per altri 3 minuti.
4. Aggiungere il condimento, il sale, il pepe, l'acqua e il pollo, mescolare e cuocere per 2 minuti.
5. Mettere i peperoni su una teglia foderata, farcire ciascuno con il mix di pollo, introdurre in forno a 350 gradi F e cuocere per 30 minuti.
6. Divideteli tra i piatti e servite.

Godere!

Nutrizione: calorie 200, grassi 6, fibre 3, carboidrati 6, proteine 14

Pollo Cremoso

Questo è un piatto di pollo cheto davvero cremoso e delizioso!

Tempo di preparazione: 10 minuti

Tempo di cottura: 1 ora

Porzioni: 4

Ingredienti:

- 4 petti di pollo, senza pelle e disossati
- ½ tazza di maionese
- ½ tazza di panna acida
- Sale e pepe nero qb
- ¾ tazza di parmigiano, grattugiato
- Spray da cucina
- 8 fette di mozzarella
- 1 cucchiaino di aglio in polvere

Indicazioni:

1. Spruzzare una teglia da forno, adagiarvi i petti di pollo e guarnire ogni pezzo con 2 fette di mozzarella.

2. In una ciotola, mescolare il parm con sale, pepe, maionese, aglio in polvere e panna acida e mescolare bene.

3. Distribuirlo sul pollo, introdurre la pirofila nel forno a 375 gradi F e cuocere per 1 ora.

4. Dividete tra i piatti e servite.

Godere!

Nutrizione: calorie 240, grassi 4, fibre 3, carboidrati 6, proteine 20

Diverso Casseruola Di Pollo

Devi farlo davvero stasera!

Tempo di preparazione: 10 minuti

Tempo di cottura: 45 minuti

Porzioni: 4

Ingredienti:

- 3 tazze di formaggio cheddar, grattugiato
- 10 once di cimette di broccoli
- 3 petti di pollo, senza pelle, disossati, cotti e tagliati a cubetti
- 1 tazza di maionese
- 1 cucchiaio di olio di cocco, sciolto
- 1/3 di tazza di brodo di pollo
- Sale e pepe nero qb
- Succo di 1 limone

Indicazioni:

1. Ungete una teglia con olio e disponete sul fondo i pezzi di pollo.

2. Distribuire i fiori di broccoli e poi metà del formaggio.

3. In una ciotola, mescola maionese con brodo, sale, pepe e succo di limone.

4. Versare questo sul pollo, cospargere il resto del formaggio, coprire la pirofila con carta stagnola e cuocere in forno a 350 gradi per 30 minuti

5. Rimuovere la pellicola e cuocere per altri 20 minuti.

6. Servire caldo.

Godere!

Nutrizione: calorie 250, grassi 5, fibre 4, carboidrati 6, proteine 25

Zuppa di pollo cremosa

Il gusto è così sorprendente!

Tempo di preparazione: 10 minuti

Tempo di cottura: 20 minuti

Porzioni: 4

Ingredienti:

- 3 cucchiai di burro chiarificato
- 4 once di crema di formaggio
- 2 tazze di carne di pollo, cotta e sminuzzata
- 1/3 di tazza di salsa rossa
- 4 tazze di brodo di pollo
- Sale e pepe nero qb
- ½ tazza di panna acida
- ¼ di tazza di sedano tritato

Indicazioni:

1. Nel tuo frullatore, mescola il brodo con la salsa rossa, la crema di formaggio, il burro chiarificato, il sale, il pepe e la panna acida e frulla bene.

2. Trasferiscilo in una pentola, scalda a fuoco medio e aggiungi il sedano e il pollo.

3. Mescolare, cuocere a fuoco lento per qualche minuto, dividere in ciotole e servire.

Godere!

Nutrizione: calorie 400, grassi 23, fibre 5, carboidrati 5, proteine 30

Crepes di pollo incredibili

Questi sono anche migliori di quanto tu possa immaginare!

Tempo di preparazione: 10 minuti

Tempo di cottura: 30 minuti

Porzioni: 8

Ingredienti:

- 6 uova
- 6 once di crema di formaggio
- 1 cucchiaino di eritritolo
- 1 cucchiaio e ½ di farina di cocco
- 1/3 di tazza di parmigiano, grattugiato
- Un pizzico di gomma xantana
- Spray da cucina

Per il ripieno:

- 8 once di spinaci
- 8 once di funghi, affettati
- 8 once di pollo al girarrosto, sminuzzato
- 8 once di miscela di formaggio
- 2 once di crema di formaggio
- 1 spicchio d'aglio tritato
- 1 cipolla gialla piccola, tritata

Liquidi:

- 2 cucchiai di aceto di vino rosso
- 2 cucchiai di burro chiarificato
- ½ tazza di panna
- 1 cucchiaino di salsa Worcestershire
- ¼ di tazza di brodo di pollo
- Un pizzico di noce moscata
- Prezzemolo tritato
- Sale e pepe nero qb

Indicazioni:

1. In una ciotola, mescolare 6 once di crema di formaggio con uova, parm, eritritolo, xantano e farina di cocco e mescolare molto bene fino ad ottenere una pastella per crepes.

2. Riscaldare una padella a fuoco medio, spruzzare dell'olio da cucina, versare un po 'di pastella, distribuire bene nella padella, cuocere per 2 minuti, girare e cuocere per altri 30 secondi.

3. Ripeti con il resto della pastella e metti tutte le crepes su un piatto.

4. Riscaldare una padella con 2 cucchiai di burro chiarificato a fuoco medio-alto, aggiungere la cipolla, mescolare e cuocere per 2 minuti.

5. Aggiungere l'aglio, mescolare e cuocere ancora per 1 minuto.

6. Aggiungere i funghi, mescolare e cuocere per 2 minuti.

7. Aggiungere il pollo, gli spinaci, il sale, il pepe, il brodo, l'aceto, la noce moscata, la salsa Worcestershire, la panna, 2 once di crema di formaggio e una miscela di 6 once di formaggio, mescolare il tutto e cuocere per altri 7 minuti.

8. Riempite ogni crepe con questo composto, arrotolatele e disponetele tutte in una pirofila.

9. Completare con 2 once di miscela di formaggio, introdurre nella griglia preriscaldata per un paio di minuti.

10. Dividere le crepes nei piatti, guarnire con prezzemolo tritato e servire.

Godere!

Nutrizione: calorie 360, grassi 32, fibre 2, carboidrati 7, proteine 20

Piatto di pollo incredibile

È così delizioso! Adoriamo questo piatto e lo adorerai anche tu!

Tempo di preparazione: 10 minuti

Tempo di cottura: 50 minuti

Porzioni: 4

Ingredienti:

- 3 libbre di petto di pollo
- 2 once di formaggio muenster, a cubetti
- 2 once di crema di formaggio
- 4 once di formaggio cheddar, a cubetti
- 2 once di provola, a cubetti
- 1 zucchina, sminuzzata
- Sale e pepe nero qb
- 1 cucchiaino di aglio, tritato
- ½ tazza di pancetta, cotta e sbriciolata

Indicazioni:

1. Condite le zucchine con sale e pepe, lasciate da parte qualche minuto, strizzate bene e trasferite in una ciotola.

2. Aggiungere pancetta, aglio, altro sale e pepe, crema di formaggio, formaggio cheddar, formaggio muenster e provola e mescolare.

3. Tagliare delle fessure in petti di pollo, condire con sale e pepe e farcire con zucchine e formaggio.

4. Disporre su una teglia foderata, introdurre in forno a 400 ° F e infornare per 45 minuti.

5. Dividete tra i piatti e servite.

Godere!

Nutrizione: calorie 455, grassi 20, fibre 0, carboidrati 2, proteine 57

Delizioso Pollo in Crosta

Presto finirai per consigliare questo fantastico piatto di keto a tutti!

Tempo di preparazione: 10 minuti

Tempo di cottura: 35 minuti

Porzioni: 4

Ingredienti:

- 4 fette di pancetta, cotte e sbriciolate
- 4 petti di pollo, senza pelle e disossati
- 1 cucchiaio di acqua
- ½ tazza di olio di avocado
- 1 uovo, sbattuto
- Sale e pepe nero qb
- 1 tazza di formaggio Asiago, sminuzzato
- ¼ di cucchiaino di aglio in polvere
- 1 tazza di parmigiano grattugiato

Indicazioni:

1. In una ciotola mescolate il parmigiano con l'aglio, sale e pepe e mescolate.

2. Mettere l'uovo sbattuto in un'altra ciotola e mescolare con l'acqua.

3. Condire il pollo con sale e pepe e immergere ogni pezzo nell'uovo e poi nel mix di formaggio.

4. Scaldare una padella con l'olio a fuoco medio-alto, aggiungere i petti di pollo, cuocere finché non saranno dorati su entrambi i lati e trasferire in una teglia.

5. Introdurre in forno a 350 gradi F e infornare per 20 minuti.

6. Cospargere il pollo con pancetta e formaggio asiago, introdurre in forno, accendere la griglia e cuocere per un paio di minuti.

7. Servire caldo.

Godere!

Nutrizione: calorie 400, grassi 22, fibra 1, carboidrati 1, proteine 47

Pollo al Formaggio

I tuoi amici chiederanno di più!

Tempo di preparazione: 10 minuti

Tempo di cottura: 30 minuti

Porzioni: 4

Ingredienti:

- 1 zucchina, tritata
- Sale e pepe nero qb
- 1 cucchiaino di aglio in polvere
- 1 cucchiaio di olio di avocado
- 2 petti di pollo, senza pelle e disossati e affettati
- 1 pomodoro, tritato
- ½ cucchiaino di origano essiccato
- ½ cucchiaino di basilico essiccato
- ½ tazza di mozzarella, sminuzzata

Indicazioni:

1. Condire il pollo con sale, pepe e aglio in polvere.

2. Scaldare una padella con l'olio a fuoco medio, aggiungere le fette di pollo, farle rosolare su tutti i lati e trasferirle in una pirofila.

3. Riscaldare nuovamente la padella a fuoco medio, aggiungere zucchine, origano, pomodoro, basilico, sale e pepe, mescolare, cuocere per 2 minuti e versare sul pollo.

4. Introdurre in forno a 325 gradi F e infornare per 20 minuti.

5. Spalmare la mozzarella sul pollo, rimettere in forno e cuocere per altri 5 minuti.

6. Dividete tra i piatti e servite.

Godere!

Nutrizione: calorie 235, grassi 4, fibre 1, carboidrati 2, proteine 35

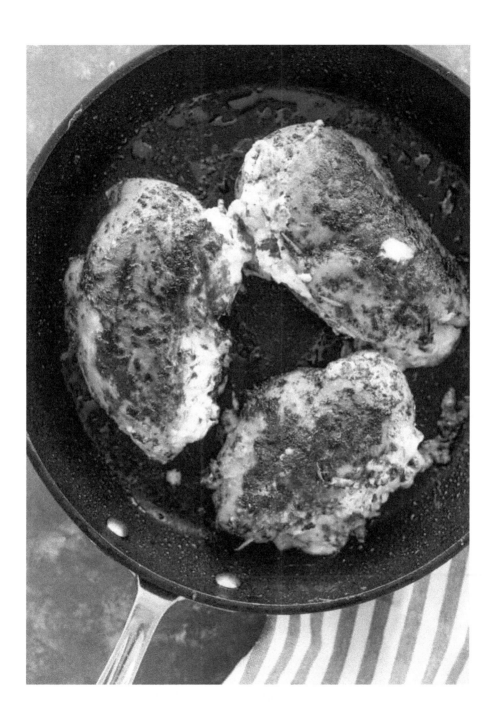

Pollo all'arancia

La combinazione è assolutamente deliziosa!

Tempo di preparazione: 10 minuti

Tempo di cottura: 15 minuti

Porzioni: 4

Ingredienti:

- 2 libbre di cosce di pollo, senza pelle, disossate e tagliate a pezzi
- Sale e pepe nero qb
- 3 cucchiai di olio di cocco
- ¼ di tazza di farina di cocco

Per la salsa:

- 2 cucchiai di salsa di pesce
- 1 cucchiaino e mezzo di estratto di arancia
- 1 cucchiaio di zenzero, grattugiato
- ¼ di tazza di succo d'arancia
- 2 cucchiaini di stevia
- 1 cucchiaio di scorza d'arancia
- ¼ di cucchiaino di semi di sesamo
- 2 cucchiai di scalogno, tritato
- ½ cucchiaino di coriandolo, macinato
- 1 tazza d'acqua

- ¼ di cucchiaino di peperoncino a scaglie
- 2 cucchiai di salsa di soia senza glutine

Indicazioni:

1. In una ciotola, mescolare la farina di cocco, sale e pepe e mescolare.
2. Aggiungere i pezzi di pollo e mescolare per ricoprire bene.
3. Riscaldare una padella con l'olio a fuoco medio, aggiungere il pollo, cuocere finché non saranno dorati su entrambi i lati e trasferire in una ciotola.
4. Nel tuo frullatore, mescola il succo d'arancia con lo zenzero, la salsa di pesce, la salsa di soia, la stevia, l'estratto di arancia, l'acqua e il coriandolo e mescola bene.
5. Versare questo in una padella e riscaldare a fuoco medio.
6. Aggiungere il pollo, mescolare e cuocere per 2 minuti.
7. Aggiungere i semi di sesamo, la scorza d'arancia, lo scalogno e le scaglie di pepe, mescolare e cuocere per 2 minuti e togliere dal fuoco.
8. Dividete tra i piatti e servite.

Godere!

Nutrizione: calorie 423, grassi 20, fibre 5, carboidrati 6, proteine 45

Torta Di Pollo

Questa torta è così deliziosa!

Tempo di preparazione: 10 minuti

Tempo di cottura: 45 minuti

Porzioni: 4

Ingredienti:

- ½ tazza di cipolla gialla, tritata
- 3 cucchiai di burro chiarificato
- ½ tazza di carote, tritate
- 3 spicchi d'aglio, tritati
- Sale e pepe nero qb
- ¾ tazza di panna
- ½ tazza di brodo di pollo
- 12 once di pollo, a cubetti
- 2 cucchiai di senape di Digione
- ¾ tazza di formaggio cheddar, sminuzzato

Per la pasta:

- ¾ tazza di farina di mandorle
- 3 cucchiai di crema di formaggio
- 1 tazza e ½ di mozzarella, sminuzzata
- 1 uovo
- 1 cucchiaino di cipolla in polvere
- 1 cucchiaino di aglio in polvere

- 1 cucchiaino di condimento italiano
- Sale e pepe nero qb

Indicazioni:

1. Riscaldare una padella con il burro chiarificato a fuoco medio, aggiungere cipolla, carote, aglio, sale e pepe, mescolare e cuocere per 5 minuti.

2. Aggiungere il pollo, mescolare e cuocere per altri 3 minuti.

3. Aggiungere la panna, il brodo, il sale, il pepe e la senape, mescolare e cuocere per altri 7 minuti.

4. Aggiungere il formaggio cheddar, mescolare bene, togliere dal fuoco e tenere in caldo.

5. Nel frattempo, in una ciotola, mescola la mozzarella con la crema di formaggio, mescola e scalda nel microonde per 1 minuto.

6. Aggiungere l'aglio in polvere, il condimento italiano, il sale, il pepe, la cipolla in polvere, la farina e l'uovo e mescolare bene.

7. Impastare molto bene la pasta, dividerla in 4 pezzi e appiattirli ciascuno formando un cerchio.

8. Dividere il composto di pollo in 4 stampini, coprire ciascuno con un cerchio di pasta, introdurre in forno a 375 gradi per 25 minuti.

9. Servi le tue torte di pollo calde.

Godere!

Nutrizione: calorie 600, grassi 54, fibre 14, carboidrati 10, proteine 45

Pollo Avvolto Pancetta

I sapori ti ipnotizzeranno di sicuro!

Tempo di preparazione: 10 minuti

Tempo di cottura: 35 minuti

Porzioni: 4

Ingredienti:

- 1 cucchiaio di erba cipollina tritata
- 8 once di crema di formaggio
- 2 libbre di petto di pollo, senza pelle e disossato
- 12 fette di pancetta
- Sale e pepe nero qb

Indicazioni:

1. Riscaldare una padella a fuoco medio, aggiungere la pancetta, cuocere fino a metà cottura, trasferire su carta assorbente e scolare il grasso.

2. In una ciotola, mescolare la crema di formaggio con sale, pepe ed erba cipollina e mescolare.

3. Utilizzare un batticarne per appiattire bene i petti di pollo, dividere il composto di crema di formaggio, arrotolarli e avvolgerli in una fetta di pancetta cotta.

4. Disporre i petti di pollo avvolti in una pirofila, introdurre in forno a 375 ° F e infornare per 30 minuti.

5. Dividete tra i piatti e servite.

Godere!

Nutrizione: calorie 700, grassi 45, fibre 4, carboidrati 5, proteine 45

Ali di pollo così deliziose

Ti innamorerai di questo piatto cheto e lo farai ancora e ancora!

Tempo di preparazione: 10 minuti

Tempo di cottura: 55 minuti

Porzioni: 4

Ingredienti:

- 3 libbre di ali di pollo
- Sale e pepe nero qb
- 3 cucchiai di cocco aminos
- 2 cucchiaini di aceto bianco
- 3 cucchiai di aceto di riso
- 3 cucchiai di stevia
- ¼ di tazza di scalogno, tritato
- ½ cucchiaino di gomma xantana
- 5 peperoncini secchi, tritati

Indicazioni:

1. Stendere le ali di pollo su una teglia foderata, aggiustare di sale e pepe, introdurre in forno a 375 ° F e infornare per 45 minuti.

2. Nel frattempo scaldare una piccola padella a fuoco medio, aggiungere l'aceto bianco, l'aceto di riso, gli aminos al cocco, la stevia, la gomma xanthan, lo scalogno e il peperoncino, mescolare bene, portare a ebollizione, cuocere per 2 minuti e togliere dal fuoco.

3. Immergete le ali di pollo in questa salsa, disponetele di nuovo sulla teglia e infornate per altri 10 minuti.

4. Serviteli caldi.

Godere!

Nutrizione: calorie 415, grassi 23, fibre 3, carboidrati 2, proteine 27

Pollo In Salsa Cremosa

Fidati di noi! Questa ricetta cheto è qui per impressionarti!

Tempo di preparazione: 10 minuti

Tempo di cottura: 1 ora e 10 minuti

Porzioni: 4

Ingredienti:

- 8 cosce di pollo
- Sale e pepe nero qb
- 1 cipolla gialla, tritata
- 1 cucchiaio di olio di cocco
- 4 strisce di pancetta, tritate
- 4 spicchi d'aglio, tritati
- 10 once di funghi cremini, tagliati a metà
- 2 tazze di vino chardonnay bianco
- 1 tazza di panna da montare
- Una manciata di prezzemolo tritato

Indicazioni:

1. Scaldare una padella con l'olio a fuoco medio, aggiungere la pancetta, mescolare, cuocere fino a

quando non sarà croccante, togliere dal fuoco e trasferire su carta assorbente.

2. Riscaldare la padella con il grasso di pancetta a fuoco medio, aggiungere i pezzi di pollo, condirli con sale e pepe, cuocere fino a dorarli e trasferire anche su carta assorbente.

3. Riscaldare di nuovo la padella a fuoco medio, aggiungere le cipolle, mescolare e cuocere per 6 minuti.

4. Aggiungere l'aglio, mescolare, cuocere per 1 minuto e trasferire accanto ai pezzi di pancetta.

5. Rimettere la padella sul fornello e riscaldare di nuovo a temperatura media.

6. Aggiungere i funghi mescolare e cuocere per 5 minuti.

7. Rimetti il pollo, la pancetta, l'aglio e la cipolla nella padella.

8. Aggiungere il vino, mescolare, portare a ebollizione, abbassare la fiamma e cuocere a fuoco lento per 40 minuti.

9. Aggiungere il prezzemolo e la panna, mescolare e cuocere per altri 10 minuti.

10. Dividete tra i piatti e servite.

Godere!

Nutrizione: calorie 340, grassi 10, fibre 7, carboidrati 4, proteine 24

Delizioso Pollo

È un piatto di pollame cheto delizioso e strutturato!

Tempo di preparazione: 10 minuti

Tempo di cottura: 1 ora

Porzioni: 4

Ingredienti:

- 6 petti di pollo, senza pelle e disossati
- Sale e pepe nero qb
- ¼ di tazza di jalapenos, tritati
- 5 fette di pancetta tritate
- 8 once di crema di formaggio
- ¼ di tazza di cipolla gialla, tritata
- ½ tazza di maionese
- ½ tazza di parmigiano grattugiato
- 1 tazza di formaggio cheddar, grattugiato

Per la farcitura:

- 2 once di bucce di maiale, schiacciate
- 4 cucchiai di burro chiarificato fuso
- ½ tazza di parmigiano

Indicazioni:

1. Disporre i petti di pollo in una pirofila, aggiustare di sale e pepe, introdurre in forno a 425 gradi e infornare per 40 minuti.

2. Nel frattempo, scaldare una padella a fuoco medio, aggiungere la pancetta, mescolare, cuocere fino a renderla croccante e trasferire su un piatto.

3. Riscaldare di nuovo la padella a fuoco medio, aggiungere le cipolle, mescolare e cuocere per 4 minuti.

4. Togliere dal fuoco, aggiungere la pancetta, il jalapeno, il formaggio spalmabile, la maionese, il formaggio cheddar e ½ tazza di parm e mescolare bene ..

5. Distribuiscilo sul pollo.

6. In una ciotola, mescolare la pelle di maiale con il burro chiarificato e ½ tazza di parm e mescolare.

7. Distribuire anche questo sul pollo, introdurre in forno e cuocere per altri 15 minuti.

8. Servire caldo.

Godere!

Nutrizione: calorie 340, grassi 12, fibre 2, carboidrati 5, proteine 20

Gustosa Salsa Di Pollo E Panna Acida

Devi imparare come preparare questo gustoso piatto cheto! È così gustoso!

Tempo di preparazione: 10 minuti

Tempo di cottura: 40 minuti

Porzioni: 4

Ingredienti:

- 4 cosce di pollo
- Sale e pepe nero qb
- 1 cucchiaino di cipolla in polvere
- ¼ di tazza di panna acida
- 2 cucchiai di paprika dolce

Indicazioni:

1. In una ciotola, mescolare la paprika con sale, pepe e cipolla in polvere e mescolare.

2. Condire i pezzi di pollo con questo mix di paprika, disporli su una teglia foderata e cuocere in forno a 400 gradi per 40 minuti.

3. Dividete il pollo nei piatti e lasciate da parte per ora.

4. Versare i succhi dalla padella in una ciotola e aggiungere la panna acida.

5. Mescola molto bene questa salsa e condisci sul pollo.

Godere!

Nutrizione: calorie 384, grassi 31, fibre 2, carboidrati 1, proteine 33

Gustoso pollo alla Stroganoff

Hai sentito parlare di questa ricetta cheto? Sembra incredibile!

Tempo di preparazione: 10 minuti

Tempo di cottura: 4 ore e 10 minuti

Porzioni: 4

Ingredienti:

- 2 spicchi d'aglio, tritati
- 8 once di funghi, tritati grossolanamente
- ¼ di cucchiaino di semi di sedano, macinati
- 1 tazza di brodo di pollo
- 1 tazza di latte di cocco
- 1 cipolla gialla, tritata
- 1 libbra di petti di pollo, tagliati a pezzi medi
- 1 cucchiaino e ½ di timo essiccato
- 2 cucchiai di prezzemolo tritato
- Sale e pepe nero al gusto
- 4 zucchine, tagliate con uno spiralizer

Indicazioni:

1. Metti il pollo nella pentola a cottura lenta.

2. Aggiungere sale, pepe, cipolla, aglio, funghi, latte di cocco, semi di sedano, brodo, metà del prezzemolo e timo.

3. Mescolare, coprire e cuocere a fuoco alto per 4 ore.

4. Scoprire la pentola, aggiungere altro sale e pepe se necessario e il resto del prezzemolo e mescolare.

5. Riscaldare una padella con acqua a fuoco medio, aggiustare di sale, portare a ebollizione, aggiungere la pasta di zucchine, cuocere per 1 minuto e scolare.

6. Dividere nei piatti, aggiungere sopra il composto di pollo e servire.

Godere!

Nutrizione: calorie 364, grassi 22, fibre 2, carboidrati 4, proteine 24

Gustoso Gumbo Di Pollo

Oh. Lo adorerai!

Tempo di preparazione: 10 minuti

Tempo di cottura: 7 ore

Porzioni: 5

Ingredienti:

- 2 salsicce, affettate
- 3 petti di pollo a cubetti
- 2 cucchiai di origano, essiccato
- 2 peperoni, tritati
- 1 cipolla gialla piccola, tritata
- 28 once di pomodori in scatola, tritati
- 3 cucchiai di timo, essiccato
- 2 cucchiai di aglio in polvere
- 2 cucchiai di senape in polvere
- 1 cucchiaino di pepe di Caienna in polvere
- 1 cucchiaio di peperoncino in polvere
- Sale e pepe nero qb
- 6 cucchiai di condimento creolo

Indicazioni:

1. Nella tua pentola a cottura lenta, mescola le salsicce con pezzi di pollo, sale, pepe, peperoni, origano, cipolla, timo, aglio in polvere, senape in polvere, pomodori, pepe di Caienna, peperoncino e condimento creolo.
2. Coprire e cuocere a fiamma bassa per 7 ore.
3. Scopri di nuovo la pentola, mescola il gumbo e dividi in ciotole.
4. Servire caldo.

Godere!

Nutrizione: calorie 360, grassi 23, fibre 2, carboidrati 6, proteine 23

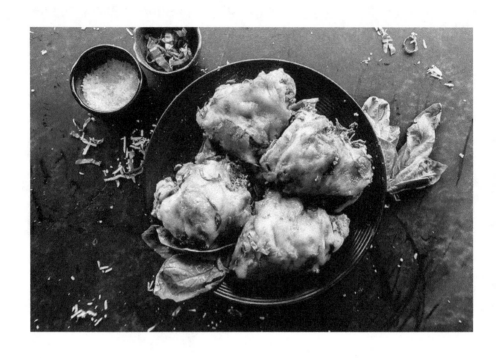

Tenero Cosce di Pollo

Vedrai di cosa stiamo parlando!

Tempo di preparazione: 10 minuti

Tempo di cottura: 45 minuti

Porzioni: 4

Ingredienti:

- 3 cucchiai di burro chiarificato
- 8 once di funghi, affettati
- 2 cucchiai di groviera, grattugiato
- Sale e pepe nero qb
- 2 spicchi d'aglio, tritati
- 6 cosce di pollo, pelle e osso

Indicazioni:

1. Riscaldare una padella con 1 cucchiaio di burro chiarificato a fuoco medio, aggiungere le cosce di pollo, aggiustare di sale e pepe, cuocere per 3 minuti per lato e disporle in una pirofila.

2. Riscaldare di nuovo la padella con il resto del burro chiarificato a fuoco medio, aggiungere l'aglio, mescolare e cuocere per 1 minuto.

3. Aggiungere i funghi e mescolare bene.

4. Salate e pepate, mescolate e fate cuocere per 10 minuti.

5. Versare questi sul pollo, cospargere di formaggio, introdurre in forno a 350 gradi F e cuocere per 30 minuti.

6. Accendi il forno sulla griglia e cuoci il tutto per un altro paio di minuti.

7. Dividete tra i piatti e servite.

Godere!

Nutrizione: calorie 340, grassi 31, fibre 3, carboidrati 5, proteine 64

Gustoso Pollo in Crosta

Questo è semplicemente perfetto!

Tempo di preparazione: 10 minuti

Tempo di cottura: 20 minuti

Porzioni: 4

Ingredienti:

- 1 uovo, sbattuto
- Sale e pepe nero qb
- 3 cucchiai di olio di cocco
- 1 tazza e ½ di noci pecan, tritate
- 4 petti di pollo
- Sale e pepe nero qb

Indicazioni:

1. Metti le noci pecan in una ciotola e l'uovo sbattuto in un'altra.

2. Condire il pollo, immergerlo nell'uovo e poi nelle noci pecan.

3. Riscaldare una padella con l'olio a fuoco medio-alto, aggiungere il pollo e cuocere finché non diventa marrone su entrambi i lati.

4. Trasferire i pezzi di pollo su una teglia, introdurre nel forno e infornare a 350 gradi F per 10 minuti.

5. Dividete tra i piatti e servite.

Godere!

Nutrizione: calorie 320, grassi 12, fibre 4, carboidrati 1, proteine 30

Pollo ai peperoni al forno

Impossibile non apprezzare questo fantastico piatto cheto!

Tempo di preparazione: 10 minuti

Tempo di cottura: 55 minuti

Porzioni: 6

Ingredienti:

- 14 once di salsa per pizza a basso contenuto di carboidrati
- 1 cucchiaio di olio di cocco
- 4 petti di pollo medi, senza pelle e disossati
- Sale e pepe nero qb
- 1 cucchiaino di origano, essiccato
- 6 once di mozzarella, a fette
- 1 cucchiaino di aglio in polvere
- 2 once di peperoni, affettati

Indicazioni:

1. Mettere la salsa per pizza in una pentola piccola, portare a ebollizione a fuoco medio, cuocere a fuoco lento per 20 minuti e togliere dal fuoco.

2. In una ciotola, mescolare il pollo con sale, pepe, aglio in polvere e origano e mescolare.

3. Riscaldare una padella con l'olio di cocco a fuoco medio-alto, aggiungere i pezzi di pollo, cuocere per 2 minuti per lato e trasferirli su una teglia.

4. Aggiungere le fette di mozzarella sopra, spalmare la salsa, guarnire con le fette di peperoni, introdurre in forno a 400 ° F e infornare per 30 minuti.

5. Dividete tra i piatti e servite.

Godere!

Nutrizione: calorie 320, grassi 10, fibre 6, carboidrati 3, proteine 27

Pollo fritto

È un piatto molto semplice che ti piacerà!

Tempo di preparazione: 24 ore

Tempo di cottura: 20 minuti

Porzioni: 4

Ingredienti:

- 3 petti di pollo, tagliati a listarelle
- 4 once di cotiche di maiale, schiacciate
- 2 tazze di olio di cocco
- 16 once di succo di sottaceto in barattolo
- 2 uova sbattute

Indicazioni:

1. In una ciotola, mescolare i pezzi di petto di pollo con il succo di sottaceti, mescolare, coprire e conservare in frigorifero per 24 ore.

2. Mettere le uova in una ciotola e le cotiche in un'altra.

3. Immergere i pezzi di pollo nell'uovo e poi negli anelli e ricoprirli bene.

4. Riscaldare una padella con l'olio a fuoco medio alto, aggiungere i pezzi di pollo, friggerli per 3 minuti per lato, trasferirli su carta assorbente e scolare il grasso.

5. Servire con una salsa aioli keto sul lato.

Godere!

Nutrizione: calorie 260, grassi 5, fibre 1, carboidrati 2, proteine 20

Calzone di pollo

Questo calzone speciale è così delizioso!

Tempo di preparazione: 10 minuti

Tempo di cottura: 1 ora

Porzioni: 12

Ingredienti:

- 2 uova
- 1 crosta di pizza keto
- ½ tazza di parmigiano grattugiato
- Petti di pollo da 1 libbra, senza pelle, disossati e ciascuno tagliato a metà
- ½ tazza di salsa keto marinara
- 1 cucchiaino di condimento italiano
- 1 cucchiaino di cipolla in polvere
- 1 cucchiaino di aglio in polvere
- Sale e pepe nero qb
- ¼ di tazza di semi di lino, macinati
- 8 once di provolone

Indicazioni:

1. In una ciotola, mescolare il condimento italiano con la cipolla in polvere, l'aglio in polvere, il sale, il pepe, i semi di lino e il parmigiano e mescolare bene.

2. In un'altra ciotola mescolate le uova con un pizzico di sale e pepe e sbattete bene.

3. Immergere i pezzi di pollo nelle uova e poi nel mix di condimento, posizionare tutti i pezzi su una teglia foderata e cuocere in forno a 350 gradi F per 30 minuti.

4. Mettere la pasta per la pizza su una teglia foderata e spalmare metà della provola a metà

5. Sfornare il pollo, tritarlo e spalmarlo sulla provola.

6. Aggiungere la salsa marinara e poi il resto del formaggio.

7. Coprite il tutto con l'altra metà dell'impasto e modellate il vostro calzone.

8. Sigillare i bordi, introdurre in forno a 350 gradi F e cuocere per altri 20 minuti.

9. Lasciar raffreddare il calzone prima di affettarlo e servirlo.

Godere!

Nutrizione: calorie 340, grassi 8, fibre 2, carboidrati 6, proteine 20

Zuppa di pollo messicana

È molto semplice preparare una gustosa zuppa di pollo cheto! Prova questo!

Tempo di preparazione: 10 minuti

Tempo di cottura: 4 ore

Porzioni: 6

Ingredienti:

- 1 kg e mezzo di collant di pollo, senza pelle, disossati e tagliati a cubetti
- 15 once di brodo di pollo
- 15 once di salsa grossa in scatola
- 8 once Monterey jack

Indicazioni:

1. Nella tua pentola a cottura lenta, mescola il pollo con il brodo, la salsa e il formaggio, mescola, copri e cuoci a fuoco alto per 4 ore.

2. Scoprire la pentola, mescolare la zuppa, dividerla in ciotole e servire.

Godere!

Nutrizione: calorie 400, grassi 22, fibre 3, carboidrati 6, proteine 38

Pollo semplice saltato in padella

È una ricetta keto friendly che dovresti davvero provare presto!

Tempo di preparazione: 10 minuti

Tempo di cottura: 12 minuti

Porzioni: 2

Ingredienti:

- 2 cosce di pollo, senza pelle e disossate, tagliate a listarelle sottili
- 1 cucchiaio di olio di sesamo
- 1 cucchiaino di fiocchi di peperone rosso
- 1 cucchiaino di cipolla in polvere
- 1 cucchiaio di zenzero, grattugiato
- ¼ di tazza di salsa tamari
- ½ cucchiaino di aglio in polvere
- ½ tazza d'acqua
- 1 cucchiaio di stevia
- ½ cucchiaino di gomma xantana
- ½ tazza di scalogno, tritato
- 2 tazze di fiori di broccoli

Indicazioni:

1. Riscaldare una padella con l'olio a fuoco medio-alto, aggiungere il pollo e lo zenzero, mescolare e cuocere per 3 minuti.

2. Aggiungere l'acqua, la salsa tamari, la cipolla in polvere, l'aglio in polvere, la stevia, i fiocchi di pepe e la gomma xantana, mescolare e cuocere per 5 minuti.

3. Aggiungere i broccoli e lo scalogno, mescolare, cuocere per altri 2 minuti e dividere tra i piatti.

4. Servire caldo.

Godere!

Nutrizione: calorie 210, grassi 10, fibre 3, carboidrati 5, proteine 20

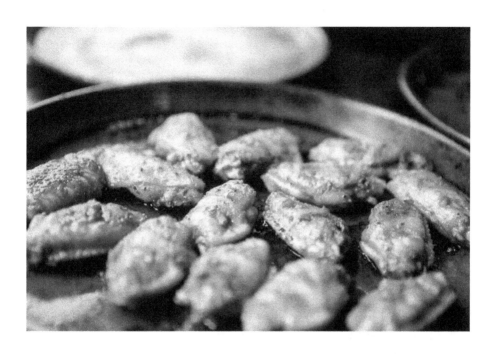

Spinaci e Carciofi di Pollo

La combinazione è davvero eccezionale!

Tempo di preparazione: 10 minuti

Tempo di cottura: 50 minuti

Porzioni: 4

Ingredienti:

- 4 once di crema di formaggio
- 4 petti di pollo
- 10 once di cuori di carciofi in scatola, tritati
- 10 once di spinaci
- ½ tazza di parmigiano grattugiato
- 1 cucchiaio di cipolla essiccata
- 1 cucchiaio di aglio, essiccato
- Sale e pepe nero qb
- 4 once di mozzarella, sminuzzata

Indicazioni:

1. Mettere i petti di pollo su una teglia foderata, condire con sale e pepe, introdurre in forno a 400 ° F e infornare per 30 minuti.

2. In una ciotola mescolate i carciofi con la cipolla, la crema di formaggio, il parmigiano, gli spinaci, l'aglio, il sale e il pepe e mescolate.

3. Sfornare il pollo, tagliare al centro ogni pezzo, dividere il composto di carciofi, spolverare la mozzarella, introdurre in forno a 400 ° F e infornare per altri 15 minuti.

4. Servire caldo.

Godere!

Nutrizione: calorie 450, grassi 23, fibra 1, carboidrati 3, proteine 39

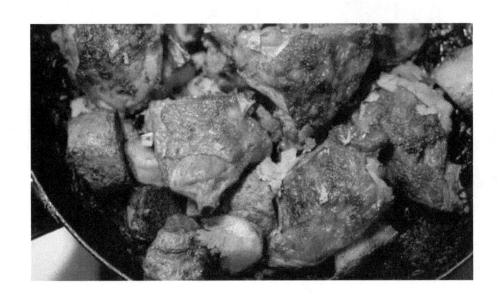

Polpettone Di Pollo

Questa è una ricetta keto speciale che vogliamo condividere con te!

Tempo di preparazione: 10 minuti

Tempo di cottura: 40 minuti

Porzioni: 8

Ingredienti:

- 1 tazza di salsa keto marinara
- 2 libbre di carne di pollo, macinata
- 2 cucchiai di prezzemolo tritato
- 4 spicchi d'aglio, tritati
- 2 cucchiaini di cipolla in polvere
- 2 cucchiaini di condimento italiano
- Sale e pepe nero qb

Per il ripieno:

- ½ tazza di ricotta
- 1 tazza di parmigiano, grattugiato
- 1 tazza di mozzarella, sminuzzata
- 2 cucchiaini di erba cipollina tritata
- 2 cucchiai di prezzemolo tritato
- 1 spicchio d'aglio tritato

Indicazioni:

1. In una ciotola, mescolare il pollo con metà della salsa marinara, sale, pepe, condimento italiano, 4 spicchi d'aglio, cipolla in polvere e 2 cucchiai di prezzemolo e mescolare bene.

2. In un'altra ciotola mescolate la ricotta con metà del parmigiano, metà della mozzarella, l'erba cipollina, 1 spicchio d'aglio, sale, pepe e 2 cucchiai di prezzemolo e mescolate bene.

3. Mettere metà del composto di pollo in una teglia e distribuire uniformemente.

4. Aggiungere il ripieno di formaggio e anche spalmare.

5. Completare con il resto della carne e distribuire nuovamente.

6. Introdurre il polpettone in forno a 400 ° F e infornare per 20 minuti.

7. Sfornare il polpettone, spalmare il resto della salsa marinara, il resto del parmigiano e la mozzarella e infornare per altri 20 minuti.

8. Lasciar raffreddare il polpettone, affettarlo, dividerlo tra i piatti e servire.

Godere!

Nutrizione: calorie 273, grassi 14, fibre 1, carboidrati 4, proteine 28

Delizioso Pollo Intero

Cucina questo piatto cheto per un'occasione speciale!

Tempo di preparazione: 10 minuti

Tempo di cottura: 40 minuti

Porzioni: 12

Ingredienti:

- 1 pollo intero
- ½ cucchiaino di cipolla in polvere
- ½ cucchiaino di aglio in polvere
- Sale e pepe nero qb
- 2 cucchiai di olio di cocco
- 1 cucchiaino di condimento italiano
- 1 tazza e ½ di brodo di pollo
- 2 cucchiaini di guar guar

Indicazioni:

1. Strofinare il pollo con metà dell'olio, aglio in polvere, sale, pepe, condimento italiano e cipolla in polvere.

2. Metti il resto dell'olio in una pentola istantanea e aggiungi il pollo nella pentola.

3. Aggiungere il brodo, coprire la pentola e cuocere a fiamma alta per 40 minuti.

4. Trasferisci il pollo su un vassoio e lascialo da parte per ora.

5. Impostare la pentola istantanea in modalità Sauté, aggiungere il guar guar, mescolare e cuocere finché non si addensa.

6. Versare la salsa sul pollo e servire.

Godere!

Nutrizione: calorie 450, grassi 30, fibra 1, carboidrati 1, proteine 34

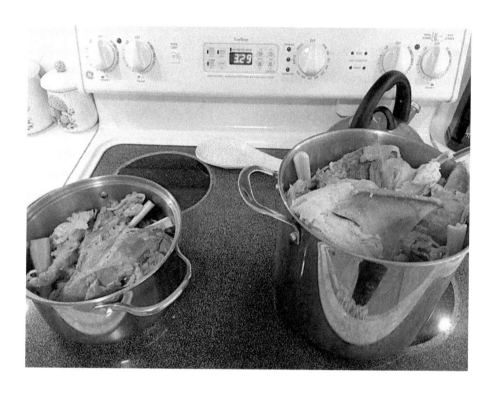

Pollo e Salsa di Cipolle Verdi

Dì a tutti i tuoi amici di questo piatto cheto!

Tempo di preparazione: 10 minuti

Tempo di cottura: 27 minuti

Porzioni: 4

Ingredienti:

- 2 cucchiai di burro chiarificato
- 1 cipolla verde, tritata
- 4 metà di petto di pollo, senza pelle e disossato
- Sale e pepe nero qb
- 8 once di panna acida

Indicazioni:

1. Riscaldare una padella con il burro chiarificato a fuoco medio-alto, aggiungere i pezzi di pollo, aggiustare di sale e pepe, coprire, abbassare la fiamma e cuocere a fuoco lento per 10 minuti.

2. Scoprire la padella, girare i pezzi di pollo e cuocerli coperti per altri 10 minuti.

3. Aggiungere le cipolle verdi, mescolare e cuocere per altri 2 minuti.

4. Togliere dal fuoco, aggiungere altro sale e pepe se necessario, aggiungere la panna acida, mescolare bene, coprire la padella e lasciare da parte per 5 minuti.

5. Mescolate ancora, dividete tra i piatti e servite.

Godere!

Nutrizione: calorie 200, grassi 7, fibre 2, carboidrati 1, proteine 8

Funghi Ripieni Di Pollo

È una ricetta semplice che ti piacerà di sicuro!

Tempo di preparazione: 10 minuti

Tempo di cottura: 10 minuti

Porzioni: 6

Ingredienti:

- 16 once di tappi a fungo a bottone
- 4 once di crema di formaggio
- ¼ di tazza di carota, tritata
- 1 cucchiaino di miscela di condimento per ranch
- 4 cucchiai di salsa piccante
- ¾ tazza di formaggio blu, sbriciolato
- ¼ di tazza di cipolla rossa, tritata
- ½ tazza di carne di pollo, già cotta e tritata
- Sale e pepe nero qb
- Spray da cucina

Indicazioni:

1. In una ciotola, mescolare la crema di formaggio con il formaggio blu, la salsa piccante, il condimento del ranch, il sale, il pepe, il pollo, la carota e la cipolla rossa e mescolare.

2. Farcite ogni cappello a fungo con questo composto, disponeteli tutti su una teglia foderata, spruzzate con spray da cucina, introducete in forno a 425 gradi e infornate per 10 minuti.

3. Dividi tra i piatti e servili.

Godere!

Nutrizione: calorie 200, grassi 4, fibre 1, carboidrati 2, proteine 7

Avocado Ripieno di Pollo

Dovrai condividerlo con tutti i tuoi amici!

Tempo di preparazione: 10 minuti

Tempo di cottura: 0 minuti

Porzioni: 2

Ingredienti:

- 2 avocado, tagliati a metà e snocciolati
- ¼ di tazza di maionese
- 1 cucchiaino di timo, essiccato
- 2 cucchiai di crema di formaggio
- 1 tazza e ½ di pollo, cotto e sminuzzato
- Sale e pepe nero qb
- ¼ di cucchiaino di pepe di Caienna
- ½ cucchiaino di cipolla in polvere
- ½ cucchiaino di aglio in polvere
- 1 cucchiaino di paprika
- Sale e pepe nero qb
- 2 cucchiai di succo di limone

Indicazioni:

1. Raccogli l'interno delle tue metà di avocado e metti la polpa in una ciotola.
2. Lascia da parte le tazze di avocado per ora.
3. Aggiungere il pollo alla polpa di avocado e mescolare.
4. Aggiungere anche maionese, timo, crema di formaggio, pepe di Caienna, cipolla, aglio, paprika, sale, pepe e succo di limone e mescolare bene.
5. Farcisci gli avocado con il mix di pollo e servi.

Godere!

Nutrizione: calorie 230, grassi 40, fibre 11, carboidrati 5, proteine 24

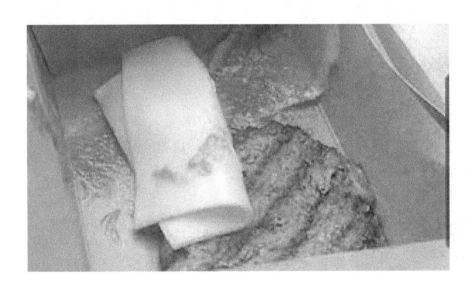

Delizioso Pollo Balsamico

È un piatto facile che puoi preparare oggi!

Tempo di preparazione: 10 minuti

Tempo di cottura: 20 minuti

Porzioni: 4

Ingredienti:

- 3 cucchiai di olio di cocco
- 2 libbre di petto di pollo, senza pelle e disossato
- 3 spicchi d'aglio, tritati
- Sale e pepe nero qb
- 1 tazza di brodo di pollo
- 3 cucchiai di stevia
- ½ tazza di aceto balsamico
- 1 pomodoro, tagliato a fettine sottili
- 6 fette di mozzarella
- Un po 'di basilico tritato per servire

Indicazioni:

- Riscaldare una padella con l'olio a fuoco medio-alto, aggiungere i pezzi di pollo, aggiustare di sale e pepe, cuocere fino a farli dorare su entrambi i lati e abbassare la fiamma.
- Aggiungere l'aglio, l'aceto, il brodo e la stevia, mescolare, aumentare nuovamente la fiamma e cuocere per 10 minuti.
- Trasferire i petti di pollo su una teglia foderata, disporre sopra le fette di mozzarella, quindi aggiungere il basilico.
- Grigliare in forno a fuoco medio fino a quando il formaggio si scioglie e poi disporre le fette di pomodoro su pezzi di pollo.
- Dividete tra i piatti e servite.

Godere!

Nutrizione: calorie 240, grassi 12, fibre 1, carboidrati 4, proteine 27

Conclusione

Questo è davvero un libro di cucina che cambia la vita. Ti mostra tutto ciò che devi sapere sulla dieta chetogenica e ti aiuta a iniziare. Ora conosci alcune delle migliori e più popolari ricette chetogeniche al mondo.

Abbiamo qualcosa per tutti i gusti!

Quindi, non esitare troppo e inizia la tua nuova vita come seguace della dieta chetogenica!

Metti le mani su questa speciale raccolta di ricette e inizia a cucinare in questo modo nuovo, eccitante e salutare!

Divertiti e goditi la tua dieta chetogenica!

CPSIA information can be obtained
at www.ICGtesting.com
Printed in the USA
BVHW041601040321
601715BV00009B/908